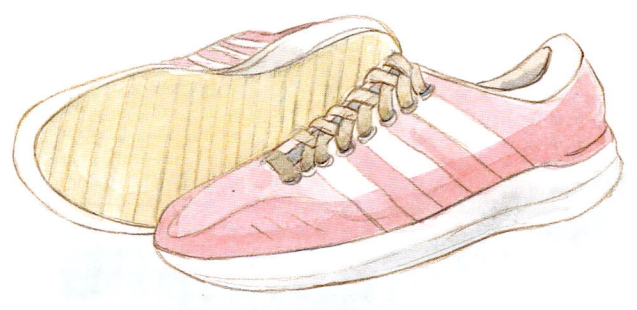

Uschi & Ronny Moriabadi

Nie mehr schlapp

Inhalt

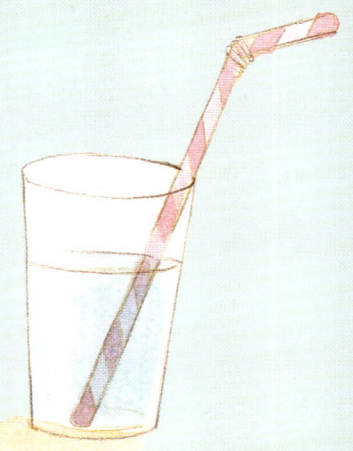

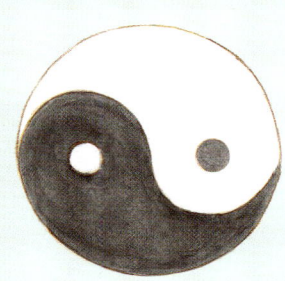

Aufwachen mit einem Lächeln

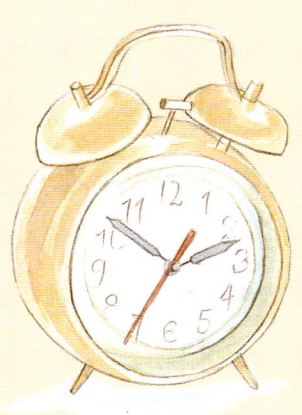

Kennen Sie das: Der Wecker klingelt und man denkt: »Ich bin doch eben erst in mein Bett gekrochen, warum soll ich jetzt schon wieder aufstehen?« Müde, schlapp und mit einem nicht vorhandenen Kreislauf schleppt man sich bis zum Waschbecken und erschrickt über das eigene Spiegelbild. Gerade an diesen Tagen kann ein bisschen Morgengymnastik wahre Wunder wirken, und an den guten Tagen, den ausgeschlafenen Tagen, schadet sie keinesfalls.

Wie ein Käfer auf dem Rücken

Bleiben Sie nach dem Aufwachen einfach noch ein bisschen in Ihrem Bett. Führen Sie die folgende Übung in der Rückenlage aus (wie ein Käfer, der versehentlich auf den Rücken geplumpst ist):

- Ziehen Sie beide Beine an und umfassen Sie die Knie vor dem Brustkorb. Der Kopf und der Körper bleiben dabei entspannt liegen.

- Nun schaukeln Sie ganz locker und leicht erst von der rechten Körperseite zur linken und dann vor und zurück.

Gibt es Bereiche im Rücken, die Sie besonders spüren, die sich verspannt anfühlen? Wenn ja, können Sie diese Bereiche mit den kleinen, kreisenden Schaukelbewegungen massieren.

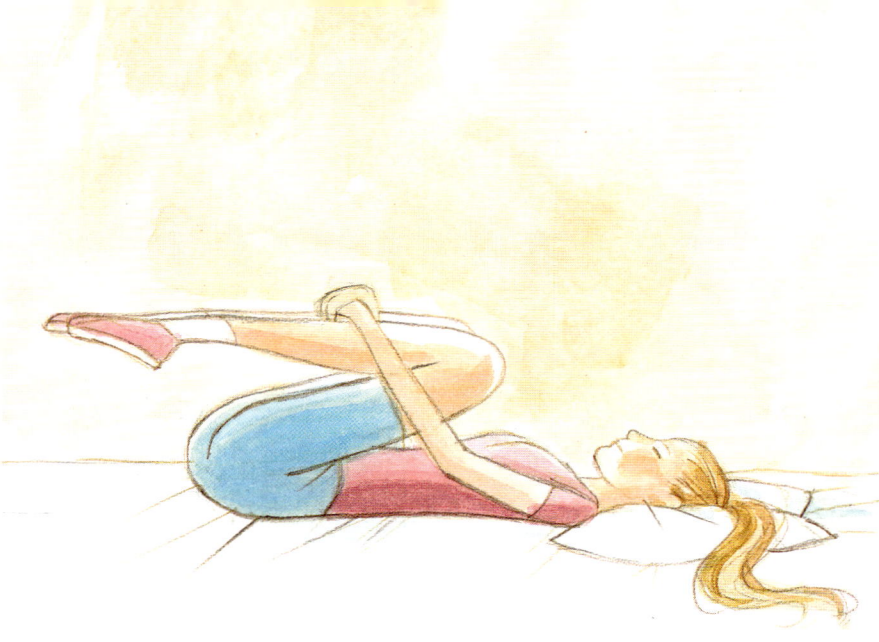

- Zum Abschluss kreisen Sie mit dem Rücken langsam auf der Unterlage. Beginnen Sie im Uhrzeigersinn – schaukeln Sie ein wenig zur linken Seite, kreisen Sie weiter zu Ihrer Lendenwirbelsäule und dann langsam wieder über die rechte Seite zurück auf den ganzen Rücken.

- Nach 3 Kreisen im Uhrzeigersinn wechseln Sie die Richtung.

Hüftschwung, leicht gemacht

Auch für diese Übung, die Hüftdehnung, können Sie in Ihrem kuschligen Bett liegen bleiben ...

- Ziehen Sie Ihr linkes Knie in der Rückenlage zum Brustkorb. Umfassen Sie das linke Knie mit den Händen und ziehen Sie es zum Körper.

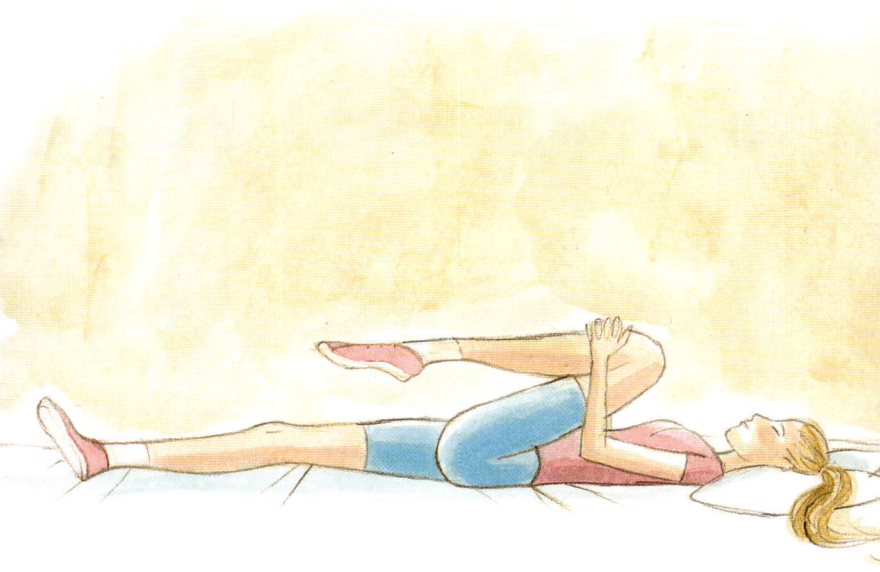

- Gleichzeitig strecken Sie das rechte Bein entlang der Matratze lang nach unten.

- Kopf und Oberkörper bleiben dabei entspannt und Sie atmen gleichmäßig und ruhig.

- Spüren Sie die Dehnung in Ihrer rechten Hüfte und in der linken Gesäßhälfte! Halten Sie diese Position ca. 30 Sekunden.

- Danach führen Sie die Übung mit dem anderen Bein aus. Den »Hüftschwung« können Sie bis zu 3-mal ausführen.

Die Dehnung des Hüftbeugemuskels ist zur Vorbeugung von Rückenschmerzen sehr wichtig. Durch vieles Sitzen und Bewegungsmangel wird dieser Muskel zu wenig beansprucht und »rostet« langsam ein.
Wird dann die Wirbelsäule, der Rumpf, der Rücken wieder aufgerichtet, kann es zu Schmerzen im Bereich der Wirbelsäule kommen.

Strecken und Recken

Wie fühlen Sie sich jetzt? Sind Sie immer noch ein wenig schlapp? Dann richten Sie sich auf und setzen sich an die Bettkante.

- Stellen Sie Ihre Beine ganz bequem auf den Boden und richten Sie die Wirbelsäule auf. Mit der rechten Hand umgreifen Sie die Bettkante. Den linken Arm strecken Sie lang nach oben in Richtung Decke. Ziehen Sie ihn dann über den Kopf zur rechten Seite, neigen Sie den Oberkörper nach rechts

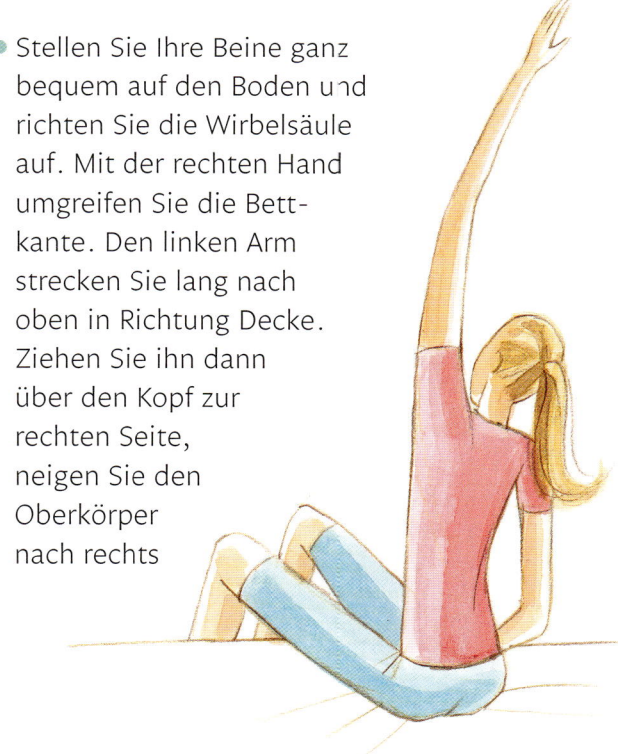

und spüren Sie die Dehnung in der linken Körperseite. Atmen Sie dabei kräftig in den Brustkorb ein und aus.

- Mit einer tiefen Einatmung bringen Sie den Ober-körper mit dem Arm nach ca. 30 Sekunden zurück zur Mitte und öffnen den linken Arm mit der Aus-atmung nach unten.

- Nun führen Sie die gleiche Übung mit der rechten Seite durch.

Die Dehnung der seitlichen Rumpfmuskulatur wirkt sich positiv auf Ihre Atmung aus. Ist die Muskulatur in diesem Bereich weich und elastisch, kann sich der Brustkorb beim Einatmen gut ausdehnen und die Lunge ausreichend Luft aufnehmen. Auch die Ausatmung er-folgt intensiver mit einer geschmeidigen Muskulatur. So können Sie verbrauchte Luft besser aus dem Körper hinausatmen als mit einer verkürzten Atemmuskulatur und verklebtem Gewebe. Je mehr verbrauchte Luft aus Ihrem Körper hinaustransportiert wird, desto frischer fühlen Sie sich.

Rund und gerade

Noch eine Übung im Sitzen für die müde Wirbelsäule, die Sie fit für den Tag macht.

- Bleiben Sie in der gewohnten Position sitzen. Falten Sie Ihre Hände vor dem Körper und schieben Sie diese beim nächsten Ausatmen nach vorne. Ziehen Sie Ihren Bauch dabei ein und lassen Sie Ihren Rücken ganz rund werden. Dehnen Sie Ihre armen Rückenmuskeln, die am Tag so viel leisten müssen!

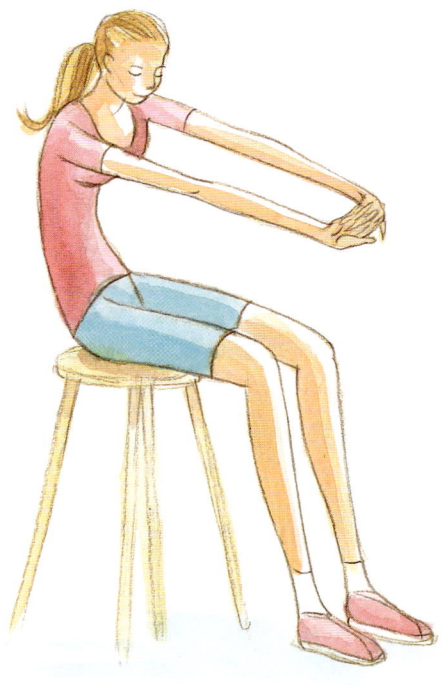

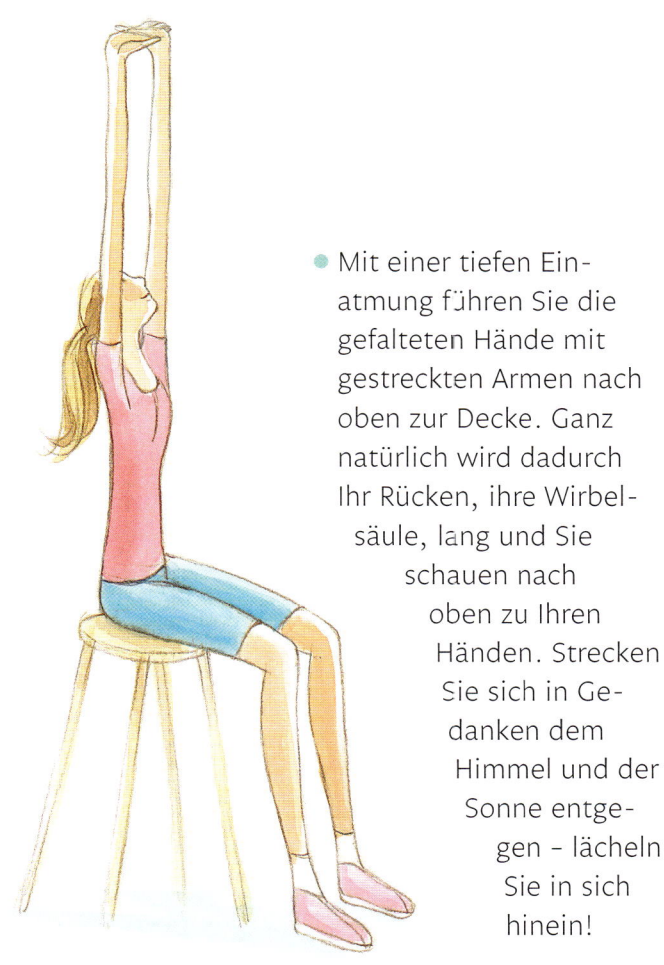

Mit einer tiefen Ein-
atmung führen Sie die
gefalteten Hände mit
gestreckten Armen nach
oben zur Decke. Ganz
natürlich wird dadurch
Ihr Rücken, ihre Wirbel-
säule, lang und Sie
schauen nach
oben zu Ihren
Händen. Strecken
Sie sich in Ge-
danken dem
Himmel und der
Sonne entge-
gen – lächeln
Sie in sich
hinein!

Viel frische Luft

Für die »Fensteratmung« stellen Sie sich vor ein geöffnetes Fenster oder auf Ihren Balkon, auf alle Fälle brauchen Sie viel frische Luft!

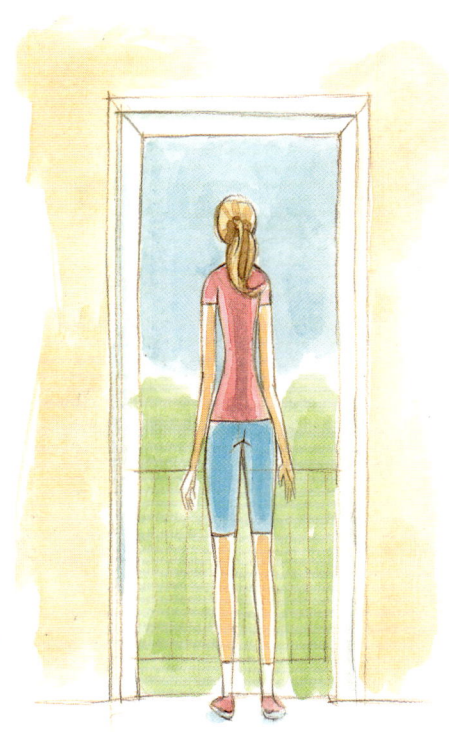

- Grundstellung: Sie stehen aufrecht in einer bequemen Position. Die Arme hängen dabei ganz locker neben dem Körper.

- Mit einer tiefen Ein- atmung führen Sie die gestreckten Arme zur Seite und weiter nach oben über den Kopf. Die Hände kommen dabei in die »Gebetsposi- tion«, das heißt, die

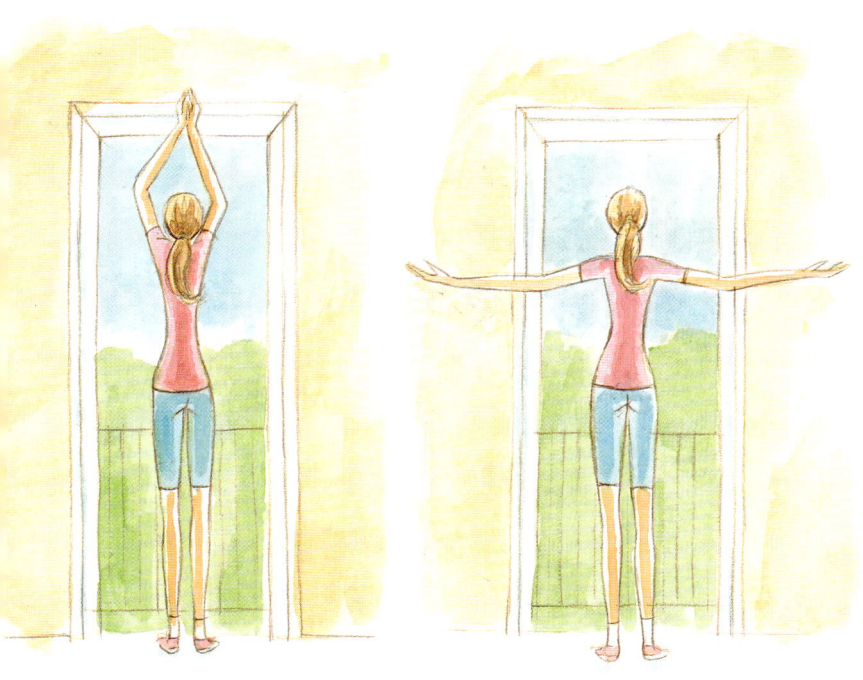

Handflächen liegen aufeinander. Strecken Sie sich dem Himmel und der Sonne entgeger. Schauen Sie nach oben zu Ihren Händen.

- Mit dem Ausatmen führen Sie die gestreckten Arme über die Seite nach unten und kommen so wieder in die Grundposition.

Die Flügel ausbreiten

Auch für diese Schwungübung brauchen Sie viel frische Luft und ein Plätzchen, an dem Sie sich wohlfühlen:

- Stellen Sie sich aufrecht hin. Die Füße sind hüftbreit geöffnet.

- Beim nächsten Einatmen heben Sie beide Arme nach oben. Strecken Sie sich mit dem ganzen Körper dem Himmel entgegen und schwingen Sie mit einer kräftigen Ausatmung durch den Mund die Arme wieder nach unten.

- Die Beine werden bei der Abwärtsbewegung leicht gebeugt.

- Schwingen Sie die Arme mehrmals hintereinander auf und ab.

- Atmen Sie intensiv ein und aus und lockern Sie Ihren Körper.

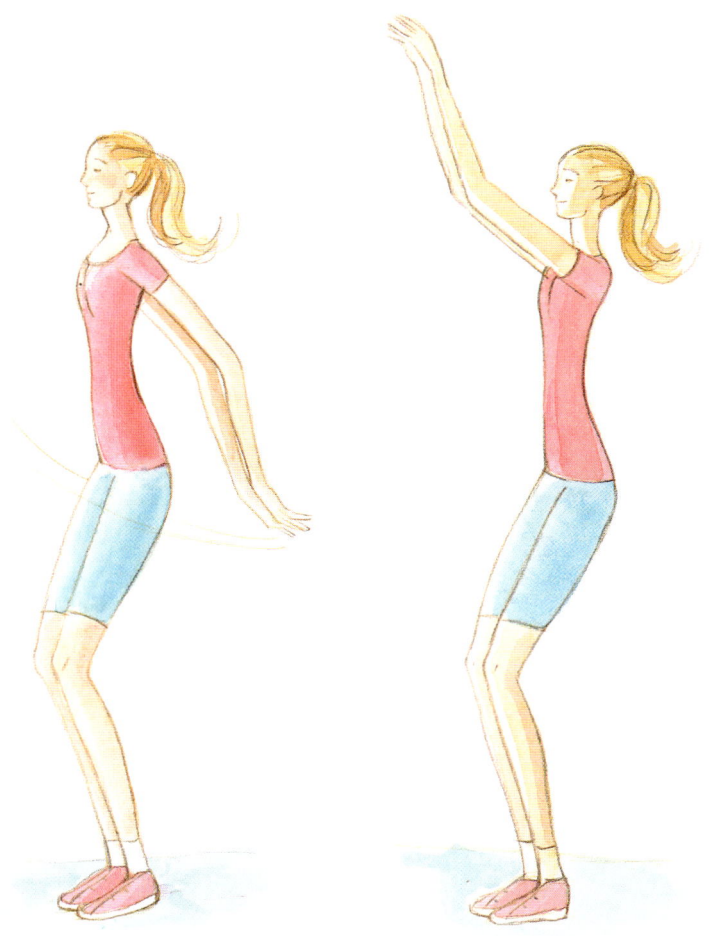

Schlapp
im Büro?

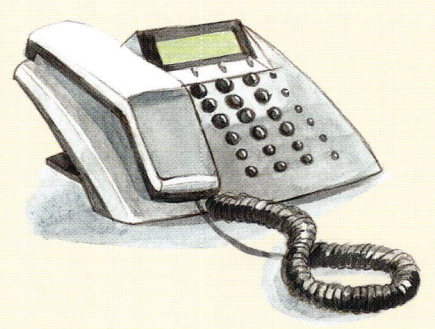

Das muss nicht sein.
Gönnen Sie sich im Verlauf des Tages
öfter ganz bewusst eine Pause,
um abzuschalten und aufzutanken.
Nutzen Sie diese kleinen Pausen,
um Körper und Geist zu entspannen
und wieder in Schwung zu bringen.
Nach diesen kleinen Auszeiten
arbeiten Sie effektiver und besser,
insofern ist die Zeit nicht verloren.
Nur Mut, die Kollegen werden es
Ihnen bald gleichtun ...

Locker in der Schulter

Spüren Sie oft Verspannungen in Nacken und Schulter? Dann sollten Sie diese Übung mehrmals täglich durchführen.

- Setzen Sie sich auf die vordere Kante Ihres Stuhls. Der Rücken ist aufgerichtet und die Arme hängen locker neben dem Körper. Halten Sie Ihren Kopf in Verlängerung der Wirbelsäule und schauen Sie geradeaus nach vorn.

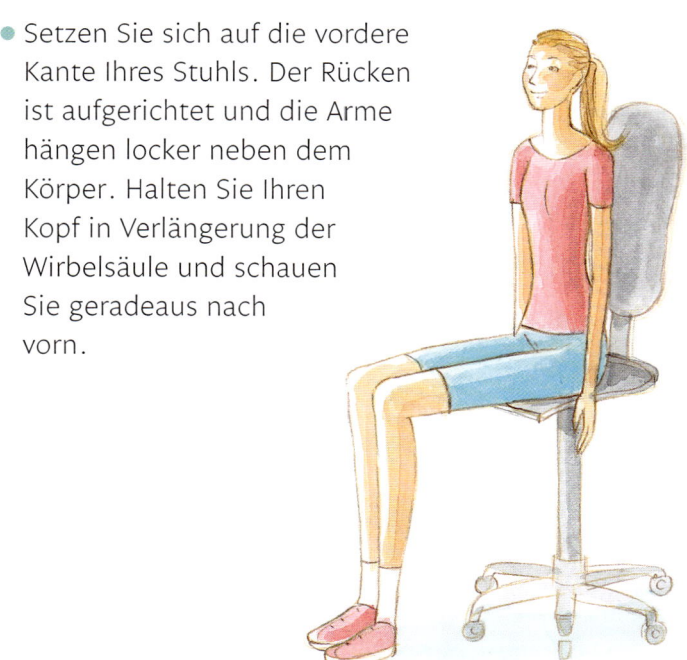

- Ziehen Sie beim Einatmen die Schultern weit nach oben zu den Ohren. Beim Ausatmen schieben Sie die Hände, Arme und Schultern kräftig in Richtung Boden. Machen Sie Ihren Hals lang!

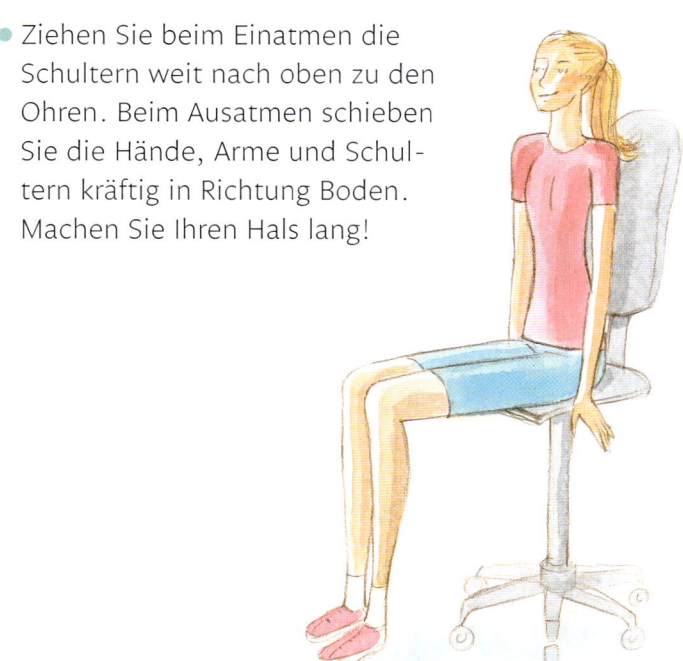

Rücken entspannen

Wenn Ihr Rücken durch Alltag oder Arbeit schmerzt, Sie keine Zeit und vielleicht auch keine Lust für ein ausgiebiges Rückentraining haben, kann Ihnen diese Übung Linderung verschaffen.

- Setzen Sie sich mit aufgerichteter Wirbelsäule auf die vordere Kante eines Stuhls. Die Füße stehen hüftbreit geöffnet am Boden, wobei Unter- und Oberschenkel in einem Winkel von 90 Grad zueinander stehen. Die Arme hängen locker an der Seite. Nun atmen Sie tief ein und strecken den Oberkörper dabei ganz lang in Richtung Decke.

- Beim Ausatmen bringen Sie das Kinn zum Brustbein und rollen die Wirbelsäule Wirbel für Wirbel nach unten ab, bis der Rücken und der Kopf völlig entspannt in der Tiefhalte angekommen sind. Die Hände streichen währenddessen an den Beinen entlang nach unten.

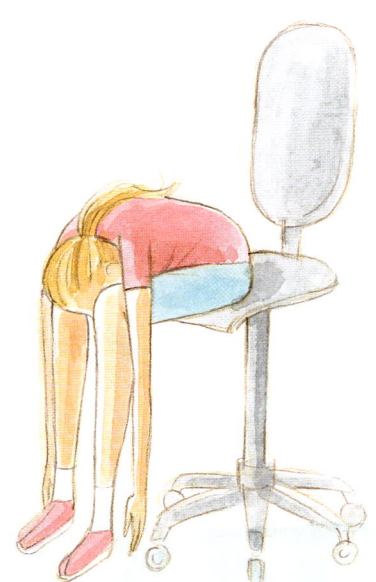

- Nach einer kurzen Atempause rollen Sie den Oberkörper mit der einsetzenden Einatmung wieder zum aufrechten Sitz auf. Schenken Sie der Wirbelsäule beim Auf- und Abrollen besondere Aufmerksamkeit.

> Bei stechenden Schmerzen in der Wirbelsäule raten wir von dieser Übung ab!

Champagner balancieren

Bemerken Sie manchmal, während Sie arbeiten, wie Ihr Rücken immer runder wird, der Kopf nach hinten kippt und das Kinn nach vorne rutscht? Dann wird es Zeit, aufzustehen und in Gedanken ein paar Champagnergläser zu balancieren, um damit den Rücken zu verwöhnen.

- Stellen Sie sich vor einen halbhohen Büroschrank. Legen Sie die Hände darauf und krabbeln Sie mit Ihren Füßen so weit zurück, dass Ihre Arme, der Kopf und der Rücken eine Linie bilden.

- Schieben Sie dabei Ihr Steißbein weit nach hinten und bilden Sie mit Ihrem Rücken ein Tablett, auf dem ein paar hohe – natürlich gefüllte – Champagner-gläser stehen könnten.

- Halten Sie die Position für einige Atemzüge und rollen Sie Ihren Rücken langsam zum aufrechten Stand nach oben zurück.

- Wenn Sie sich in dieser Position wohlfühlen, können Sie versuchen, Ihre Beine Millimeter für Millimeter zu strecken. So dehnen Sie noch mehr Ihre Beinrückseite.

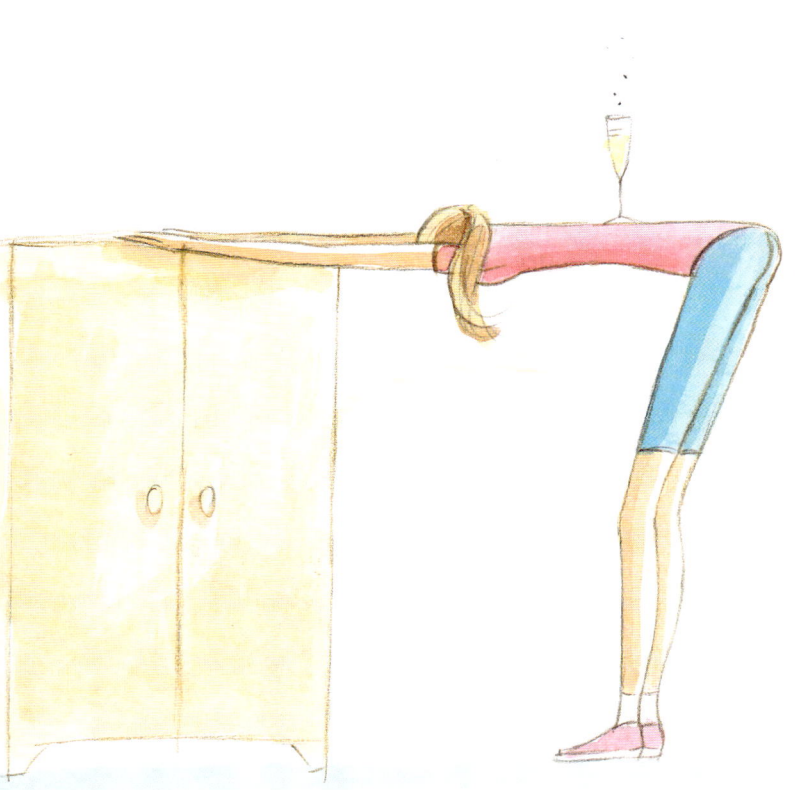

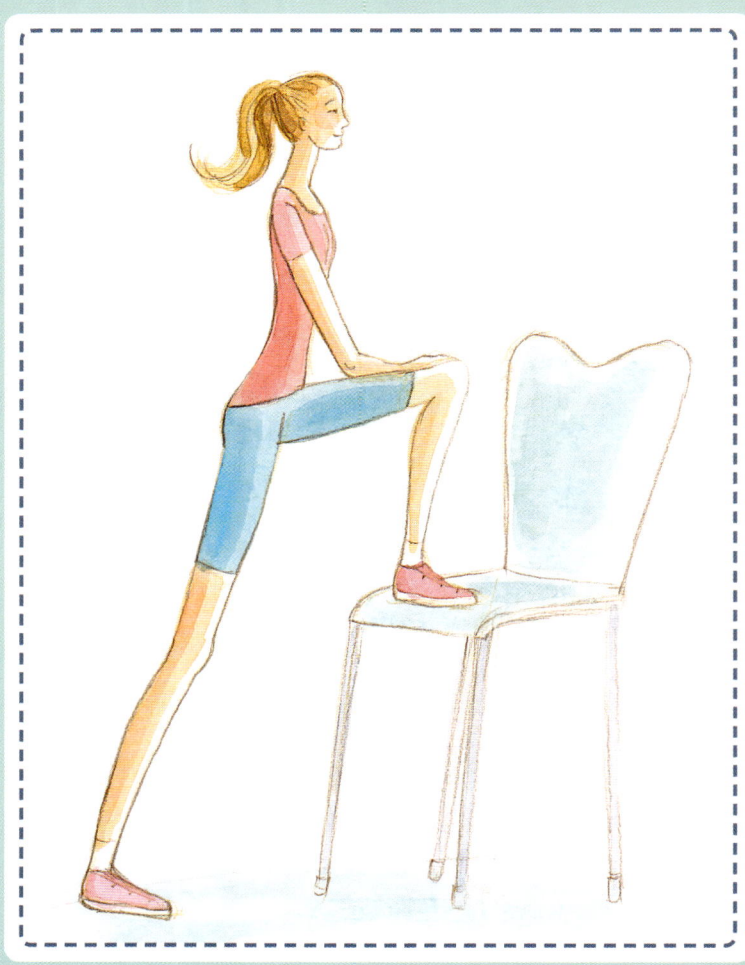

Locker in den Hüften

Sitzen Sie länger, egal ob im Büro oder zu Hause vor dem PC, neigt ein wichtiger Muskel im Körper – der Hüft-Lenden-Muskel – zu Verspannungen. In der Folge können Sie an schmerzhaften Beschwerden im unteren Rücken oder den Hüft- bzw. Kniegelenken leiden. Die folgende Übung kann vorbeugend wirken.

- Suchen Sie sich eine Abstellmöglichkeit für Ihren Fuß. Dies kann ein niedriger Tisch sein, ein Hocker, ein Stuhl oder ein anderer stabiler Gegenstand. Stellen Sie den linken Fuß bei gebeugtem Bein auf den Stuhl. Das Standbein (rechtes Bein) ist gestreckt und der Oberkörper aufrecht. Die Hände können Sie entspannt auf den Oberschenkel legen. Schieben Sie nun vorsichtig die Hüfte nach vorn. Dabei werden Sie möglicherweise einen leichten Dehnungsreiz in der rechten Leistengegend spüren.

Dehnübung am Türrahmen

Die folgende Übung dient zur Kräftigung des oberen Rückens und beugt damit der weit verbreiteten Haltungsschwäche »Rundrücken« vor.

- Sie stellen sich mit dem Rücken in einen Türrahmen. Sie führen die Arme und Ellenbogen eine Handbreit unter Schulterhöhe seitlich nach oben. Bilden Sie nun mit beiden Armen ein großes U, indem die Unterarme im Winkel von 90 Grad zu den Oberarmen gebeugt werden. Spannen Sie den ganzen Körper fest an und drücken Sie sich gleichzeitig mit den Ellenbogen und Unterarmen vom Türrahmen ab, das heißt, der Körper bewegt sich ein paar Zentimeter nach vorn. Halten Sie diese Position für einige Atemzüge!

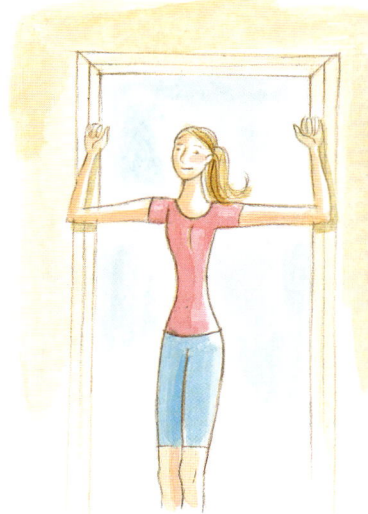

Diese Übung ist das Pendant zur Türübung 1. Hier wird die Brustmuskulatur gedehnt.

- Stellen Sie sich in einer leichten Schrittstellung mit dem Gesicht zum Türrahmen. Heben Sie die Arme wie bei der Türübung 1 zu einem großen U und legen Sie sie anschließend am Türrahmen ab. Verlagern Sie Ihr Gewicht auf das vordere Bein. Der Oberkörper »wandert« dadurch leicht nach vorn. Sie spüren die Dehnung der Brustmuskulatur und eventuell der Schulter.

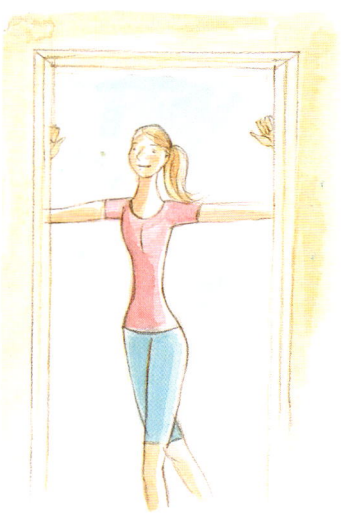

Sie sollten immer beide Übungen miteinander kombinieren, um einen optimalen Effekt für Ihren Rücken zu erzielen.

Autofahren macht müde

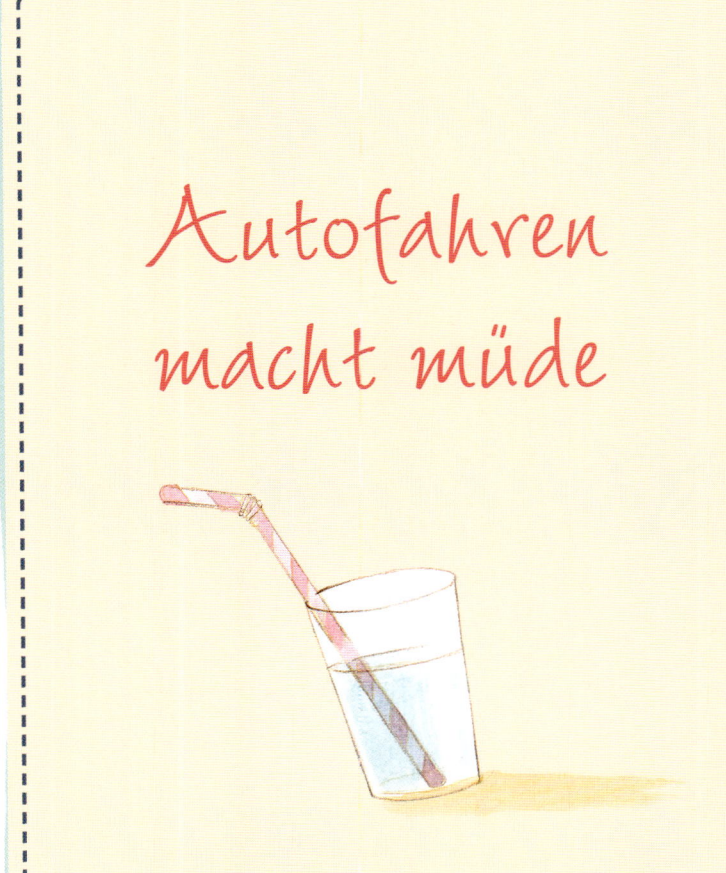

Verbringen Sie viel Zeit im Auto oder nutzen Sie es nur ab und zu? Sicher kennen Sie das unangenehme Gefühl, dass sich nach langen Autofahrten in Körper und Geist breitmacht. Die schlechte Luft im Auto, das monotone Geräusch der abrollenden Reifen, die vorbeirasende Landschaft, all das trägt dazu bei. Da gibt's nur eins: Immer wieder kurze Pausen einlegen und ein bisschen Gymnastik betreiben ...

Die Lenkradübung

Ihr Auto als Fitnessgerät – aber Achtung:
Führen Sie diese Übung nur an der Ampel oder
im Stau aus.

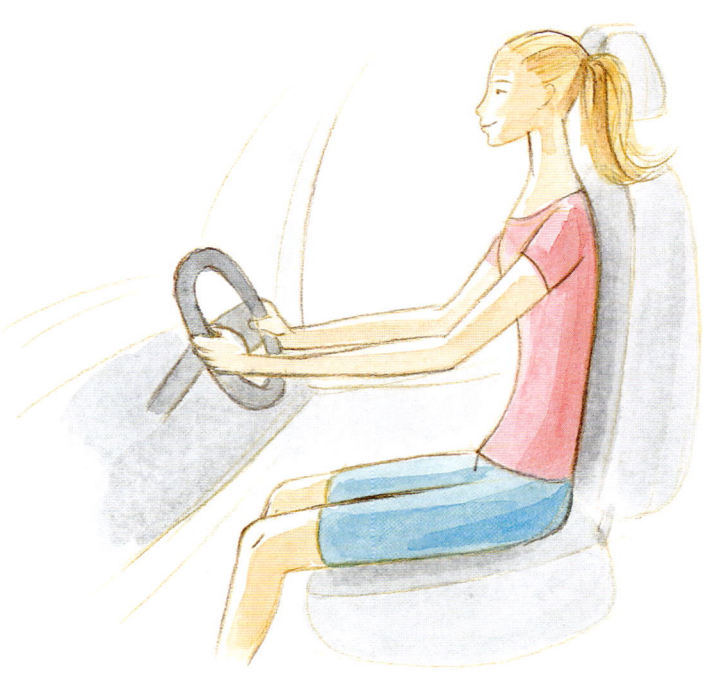

- Sie richten Ihren Rücken ganz bewusst auf und legen die Hände seitlich rechts und links an das Lenkrad.

- Zuerst drücken Sie das Lenkrad zusammen. Die Schultern ziehen Sie dabei aktiv nach unten in Richtung Wirbelsäule. Halten Sie die Spannung für ca. 10 Sekunden.

- Lassen Sie langsam locker und ziehen Sie dann das Lenkrad für ca. 10 Sekunden auseinander.

- Atmen Sie während der Übung gleichmäßig weiter.

Als Mitfahrer auf dem Rücksitz können Sie diese Übung mit der Kopfstütze des Vordersitzes durchführen. Fassen Sie dazu die beiden Befestigungsstangen unter dem Kopfpolster. Falls die Kopfstütze zu weit weg ist, setzen Sie sich auf die Vorderkante der Rücksitzbank. Halten Sie bei der Übungsausführung Ihren Rücken gerade.

Der Katzenbuckel

Die Übung »Katzenbuckel« beugt schmerzhaften Verspannungen im Nacken- und Schulterbereich vor und hält die Wirbelsäule mobil.

- Setzen Sie sich aufrecht hin. Lehnen Sie sich vollständig an die Rücklehne. Vermeiden Sie dabei ein Hohlkreuz.

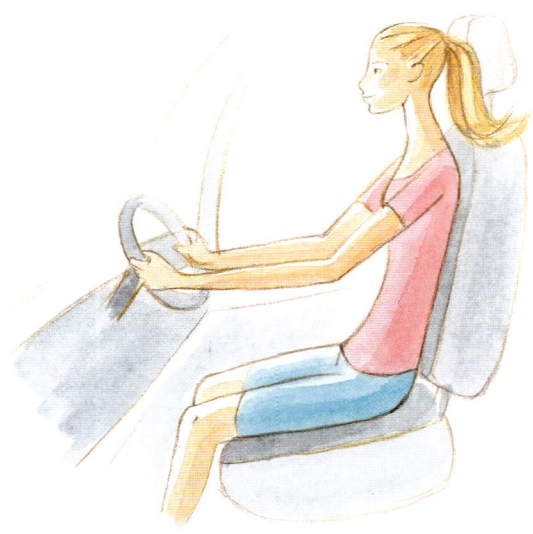

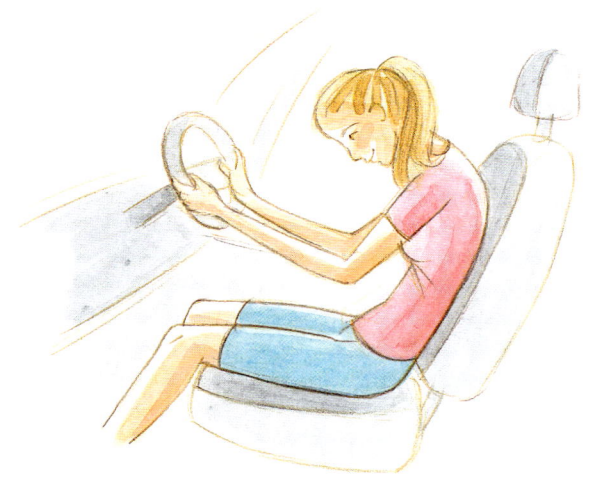

- Runden Sie Ihren oberen Rücken zu einem leichten Buckel und rollen Sie dann Ihre Wirbelsäule wieder auf. Sie befinden sich in einer aufrechten Position wie am Anfang der Übung. Beim Rundwerden lösen sich die Schultern von der Lehne, beim Aufrichten wird der Kontakt wieder hergestellt. Der Blick ist immer nach vorn gerichtet.

- Diese Übung können Sie bei jeder Fahrpause durchführen.

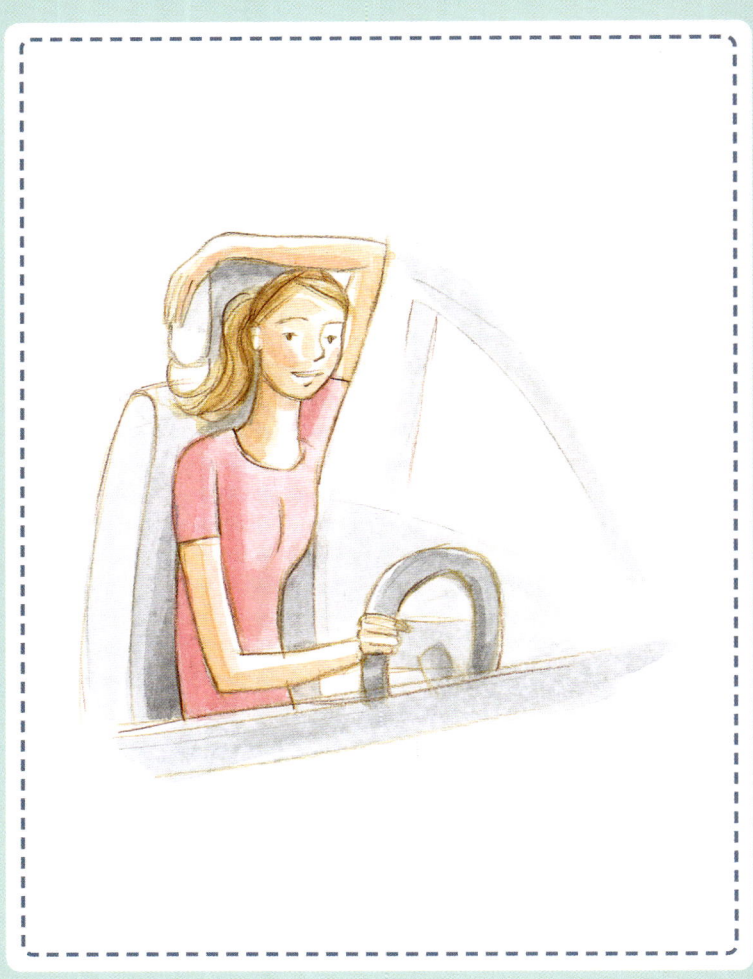

Das geliebte Auto

Bei der Übung müssen Sie die Kopfstütze Ihres Autos umarmen – bitte diesen »Liebesbeweis« nur im stehenden Fahrzeug ausführen.

- Heben Sie einen Arm nach oben über den Kopf und »umarmen« Sie die Kopfstütze. Die Handfläche des gehobenen Armes liegt an der Rückseite der Kopfstütze und der Ellbogen zeigt senkrecht nach oben. Der Rücken bleibt an der Rückenlehne.

- Atmen Sie tief in den Brustkorb ein und aus. Spüren Sie die Dehnung der seitlichen Rumpfmuskulatur über die Armrückseite bis hinauf zum Ellbogen. Halten Sie diese Position 30 bis 40 Sekunden und führen Sie anschließend Ihren Arm langsam wieder nach unten.

- Dann führen Sie die Dehnung mit dem anderen Arm aus.

»Bleifuß« lockern

Fahren Sie gerne Auto oder sind Sie dabei eher angespannt und verkrampft? Egal, für alle Fahrer und auch Beifahrer ist die folgende Übung ein »Muss« bei langen Fahrten.

- Stellen Sie sich diagonal zu Ihrem Auto bei geöffneter Tür.

- Stabilisieren Sie sich mit der linken Hand am Türrahmen und legen Sie die rechte Ferse mit fast gestrecktem Bein auf den Türholm.

- Bewegen Sie nun Ihre Nasenspitze mit einem langen, geraden Rücken diagonal nach vorn, bis Sie die Dehnung in der rechten Beinunterseite deutlich spüren.

- Halten Sie die Dehnung für 30 bis 40 Sekunden. Wechseln Sie dann die Seite.

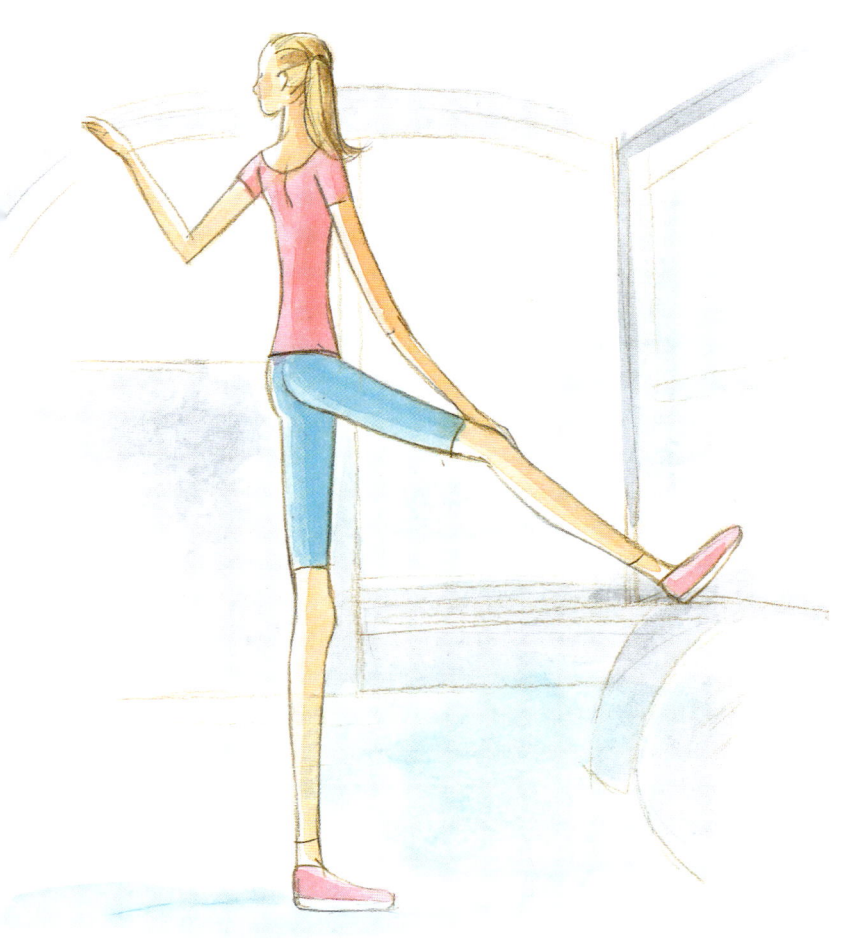

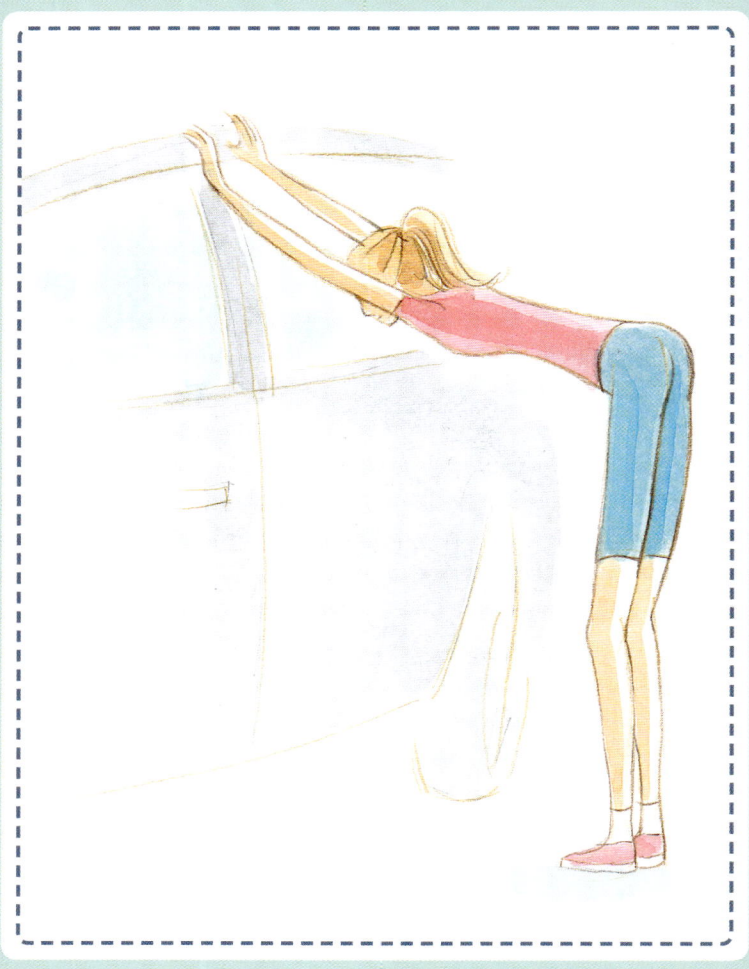

Lang machen

Eine Übung, bei der Sie Sauerstofftanken und Wirbelsäulengymnastik miteinander verbinden können.

- Stellen Sie sich mit einem Abstand von etwa 1 Meter vor die Breitseite Ihres Autos. Die Beine sind hüftbreit geöffnet, die Füße stehen parallel.

- Beugen Sie nun Ihre Beine, bringen Sie Ihren Oberkörper aus der Hüfte heraus nach vorn und legen Sie Ihre Hände auf den Rand des Autodaches. Halten Sie den Rücken gerade und ziehen Sie ihn lang, indem Sie Ihr Steißbein in Verlängerung der Wirbelsäule nach hinten schieben.

- Bleiben Sie 30 bis 40 Sekunden in dieser Dehnposition und rollen Sie dann Ihre Wirbelsäule über einen runden Rücken wieder in die aufrechte Standposition.

Das Sitzfleisch aktivieren

Für die sogenannte Fuß-Po-Stellung richten Sie Ihre rechte Körperseite zum Auto aus.

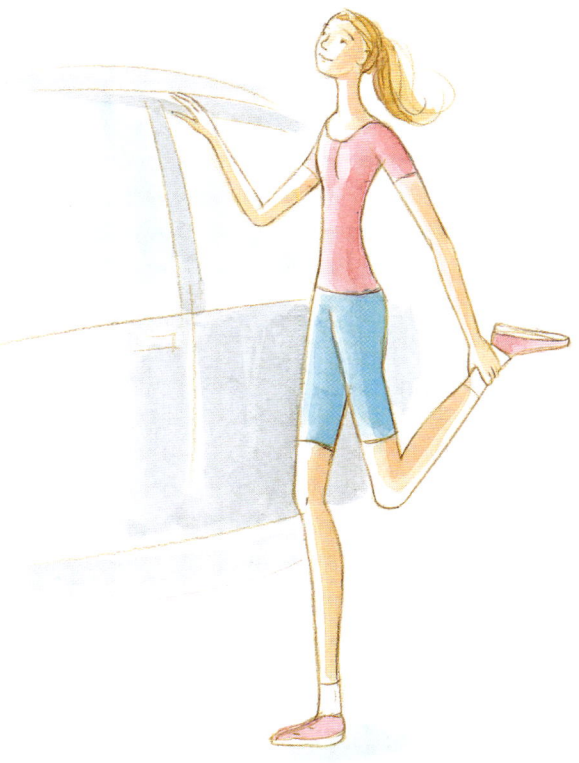

- Legen Sie Ihre rechte Hand auf das Autodach und beugen Sie beide Beine.

- Führen Sie Ihr linkes Bein gebeugt nach hinten und fassen Sie mit der linken Hand das linke Fußgelenk.

- Jetzt schieben Sie Ihr Becken nach vorn. In diesem Moment sollten Sie die Dehnung im vorderen Bereich der linken Hüfte spüren.

- Halten Sie die Dehnposition für 30 bis 40 Sekunden. Lösen Sie danach die Hand vom Fuß und bringen Sie den Fuß langsam nach unten.

- Drehen Sie sich mit der linken Schulter zum Auto und führen Sie die Übung mit dem rechten Bein durch.

Bei der Fuß-Po-Stellung ist es nicht wichtig, dass die Ferse des gehobenen Fußes das Gesäß berührt, die aufgerichtete Hüfte ist der Schlüssel dieser Dehnübung.

Die Energie-
speicher aufladen

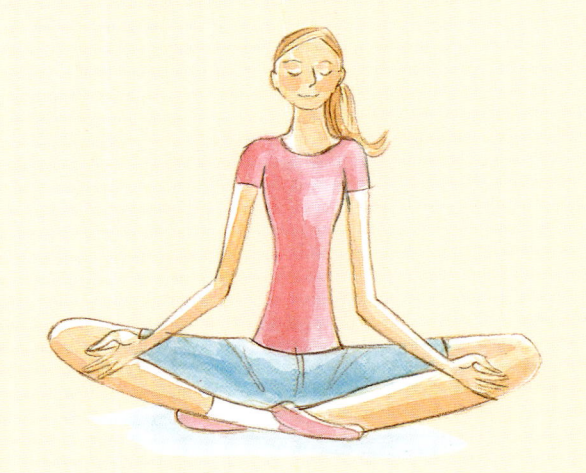

Wäre es nicht schön, wenn wir unsere Akkus auch einfach an der Steckdose aufladen könnten?
Im Moment gibt es dafür noch keine Methode, aber Übungen aus den fernöstlichen Entspannungsmethoden wie Yoga, Qi Gong und Tai Chi können Ähnliches bewirken.
Keine Angst: Auch diese Übungen können Sie ohne Vorkenntnisse ausführen. Und Sie werden es fühlen: Die Energie kehrt zu Ihnen zurück!

Kleiner Sonnengruß

Gehen Sie behutsam an diese Übung heran und führen Sie den Sonnengruß mit voller Aufmerksamkeit aus. Achten Sie während der gesamten Übungsausführung auf eine gleichmäßige Atmung!

- Suchen Sie sich einen schönen Platz in der Natur und richten Sie sich nach der Sonne aus. Wenn das Wetter zu schlecht ist oder Sie keine Möglichkeit haben, im Freien zu trainieren, stellen Sie sich vor ein geöffnetes Fenster.

- Sie stehen mit geschlossenen Beinen und aufgerichteter Wirbelsäule. Die Hände werden vor dem Brustbein gehalten. Der Blick ist nach vorn gerichtet.

- Mit dem nächsten Einatmen beugen Sie leicht Ihre Beine und strecken die Arme lang über den Kopf, bis sie neben den Ohren sind. Der obere Teil des Rückens wird sanft nach hinten gebeugt, wobei der Kopf nicht nach hinten ab-knicken darf. Richten Sie Ihren Blick schräg nach oben zu den Händen.

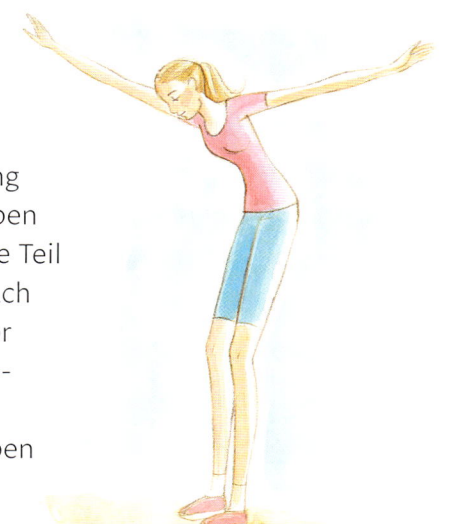

- Beim Ausatmen beugen Sie die Beine, öffnen die Arme zur Seite und führen den Ober-körper mit geradem Rücken in die Waagerechte.

- Arme, Kopf und Oberkörper hängen zum Ende dieser Phase ganz locker. Richten Sie sich mit dem Einatmen wieder auf und enden mit der Aus-atmung in der Anfangsposition.

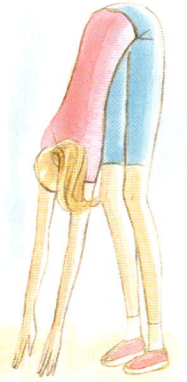

Die Tür öffnen

Diese einfache Übung aus dem Qi Gong öffnet die Tür zu Ihren Energiereserven.

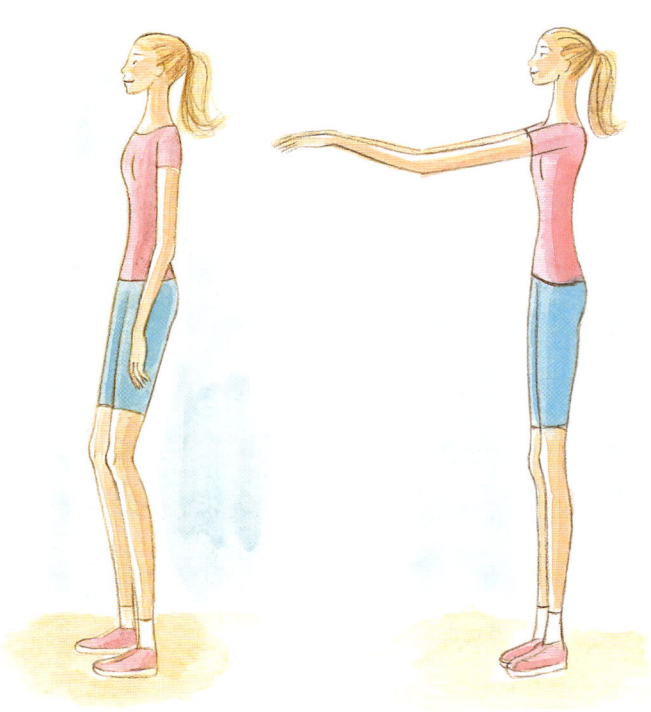

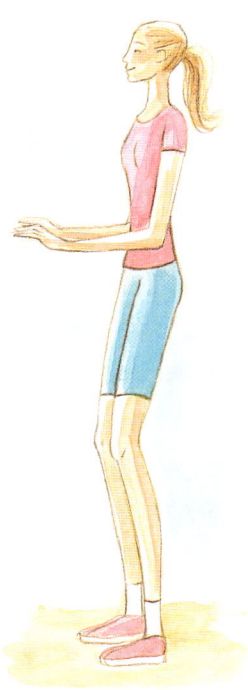

- Im aufrechten Stand mit hüftbreit geöffneten Beinen hängen Arme und Schultern ganz locker.

- Heben Sie Ihre Handrücken bis auf Schulterhöhe an, so als würde ein Marionettenspieler diese Bewegung ausführen.

- Senken Sie am obersten Punkt Ihre Ellenbogen und lassen Sie Ihre Hände sanft folgen, so als würden Sie mit den Handflächen entlang eines weichen Samtvorhangs steichen. Die Ellenbogen sind immer tiefer als die Hände.

Die Sonne begrüßen

Etwas unterhalb des Bauchnabels liegt nach chinesischem Verständnis unser Energiezentrum. In der Ausgangsposition können Sie spüren, wie sich die Wärme der Hände auf den Bauch überträgt und sich Ihre Atmung entspannt.

- Sie stehen bequem und fest mit hüftbreit geöffneten Füßen und geschlossenen Augen. Ihre Knie sind leicht gebeugt. Ihre Hände liegen übereinander auf Ihrem Energiezentrum.

- Jetzt führen Sie die Arme seitlich nach oben über den Kopf. Die Handflächen und der Blick sind nach oben gerichtet. »Umarmen« Sie die Sonne und legen Sie

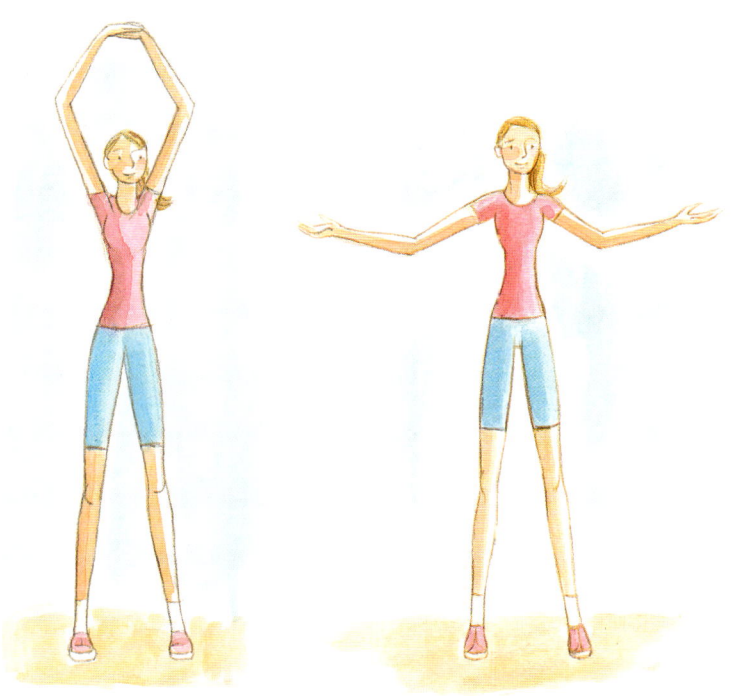

Ihre Hände aufeinander. Sammeln Sie die Sonnen-
strahlen und ziehen Sie deren Energie mit den Handflächen nach unten, bis in Ihr Energiezentrum – unterhalb des Bauchnabels.

- Bei der Bewegung nach oben atmen Sie ein. Beim
Nach-unten-Gehen aus.

Energiespeicher öffnen

Nutzen Sie Ihre Energiespeicher, so wie es die Asiaten schon seit langer Zeit tun!

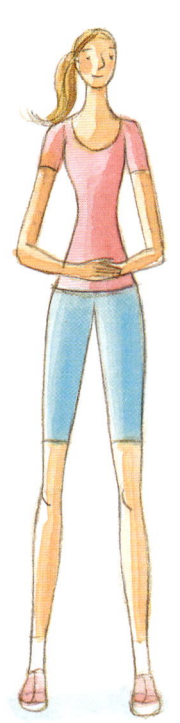

- Legen Sie die Hände bei geschlossenen Augen auf Ihr Energiezentrum – zwei Fingerbreit unter Ihrem Bauchnabel. Kreisen Sie nun mit Ihren Händen 5- bis 8-mal im Uhrzeigersinn um Ihren Bauchnabel. Dann wechseln Sie die Richtung.

- Nun verteilen Sie die Energie auch auf Ihre Körperrückseite. Legen Sie die Hände auf Ihre Nieren und streichen Sie beim Einatmen entlang der Wirbelsäule nach oben und beim Ausatmen nach unten. Lassen Sie sich Zeit und genießen Sie die langsamen Bewegungen 5- bis 8-mal.

● Zum Abschluss legen Sie noch einmal beide Hände auf die Körpermitte und spüren nach.

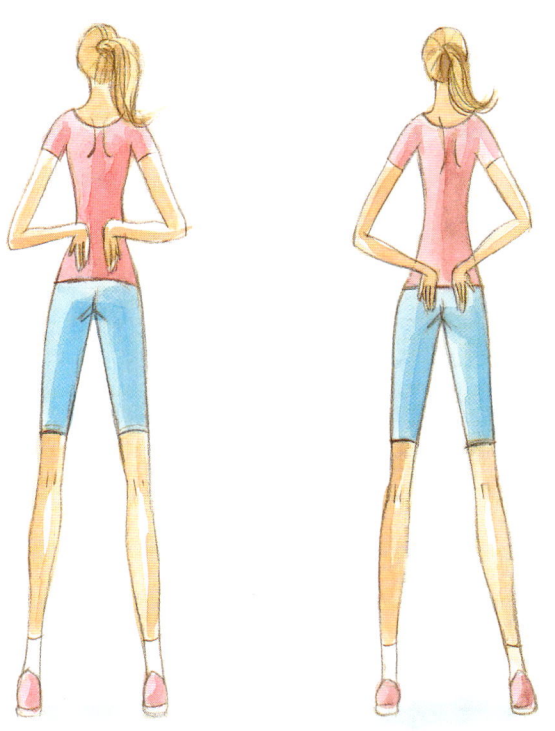

Verspannungen lösen

Bei den nachfolgenden Übungen aus der Progressiven Muskelrelaxation nach Jacobson denken Sie vielleicht: Noch mehr Spannung, ist das wirklich gut? Ja, das ist es! Durch das intensive Anspannen zu Beginn jeder Übung kann die Entspannung bewusster wahrgenommen werden und Sie tauchen richtig ab!

- Die erste Übung wird dynamisch ausgeführt, wobei der Atemrhythmus die Geschwindigkeit der Bewegung bestimmt. Beim Einatmen heben Sie Ihre Schultern weit nach oben zu den Ohren, beim Ausatmen werden sie aktiv nach unten geschoben.

- Bei der zweiten Übung platzieren Sie eine Hand seitlich an Ihrer Schläfe. Drücken Sie dann den Kopf

> Führen Sie die Übungen für Schulter und Nacken je nach Bedarf aus: einzeln oder zusammen, im Sitzen oder im Stehen.

zirka 6 bis 8 Sekunden gegen die Hand und lösen Sie die Position auf. Wechseln Sie zur anderen Seite und achten Sie immer darauf, gleichmäßig zu atmen.

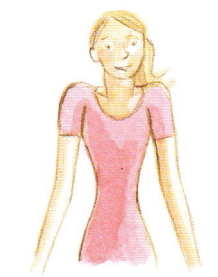

- Der gleiche Übungsablauf gilt für diese Übung. Legen Sie ihre gefalteten Hände auf den Hinterkopf. Die Ellbogen werden zur Seite geöffnet. Drücken Sie jetzt den Kopf gegen Ihre Hände und lassen Sie die Spannung langsam wieder los.

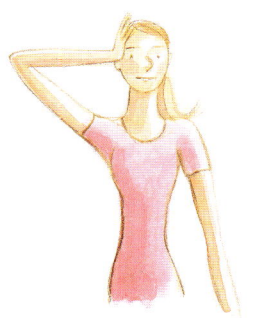

- Dann können Sie die Hände in gleicher Art und Weise mit den Handrücken an die Stirn legen und den Kopf nach vorne gegen die Hände drücken. So haben Sie die Möglichkeit, hinten den Nacken und vorne den Hals zu erreichen.

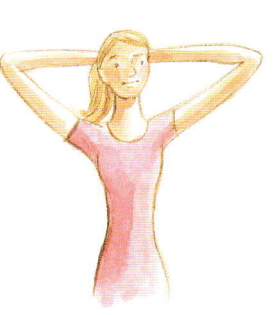

Der Löwe

Diese Yoga-Übung kann helfen, emotionale Spannungen zu lösen, trainiert die Stimme, hält die Gesichtshaut elastisch und nicht zuletzt verbessert sie Ihr Ausdrucksvermögen. Insgesamt wirkt der Löwe aktivierend auf Ihren Organismus und vertreibt die Müdigkeit.

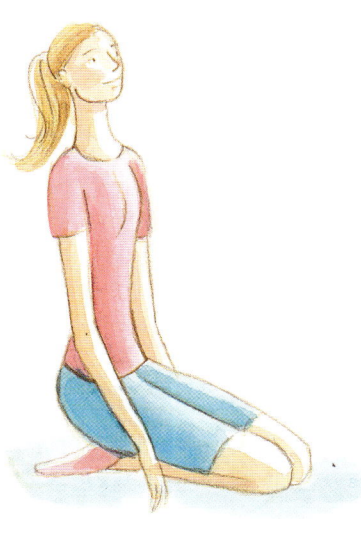

- Setzen Sie sich für die Löwenübung auf Ihre Unterschenkel – den Rücken aufrecht, die Arme locker neben dem Körper. Atmen Sie ein.

- Mit dem nächsten Ausatmen »greifen Sie an«. Heben Sie also das Gesäß mit geradem Rücken an, stützen Sie Ihre Hände

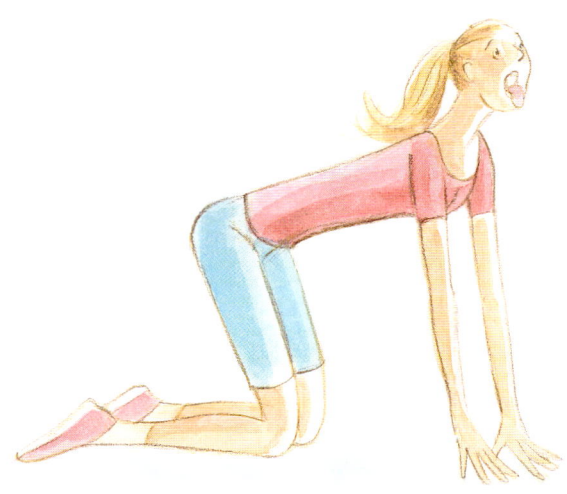

vor dem Körper auf und »brüllen« Sie laut mit aufgerissenen Augen in die Welt. Die Zunge strecken Sie dabei in einem großen Bogen nach unten.

Stellen Sie sich vor, Sie wollen Angreifer verjagen, einem Kontrahenten Angst machen oder einfach nur den Frust »rausbrüllen«! Egal, wie Sie dabei aussehen oder welche Töne aus Ihrem Mund kommen, schlüpfen Sie in die Rolle des majestätischen Löwen!

Die Energie
muss fließen

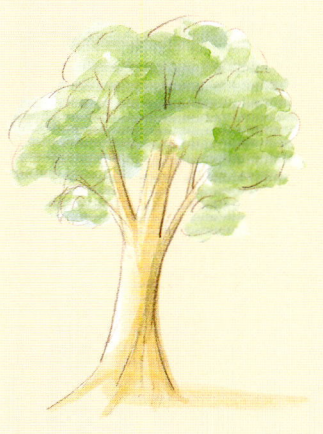

Gerade die Bewegung der Wirbelsäule weckt müde Zellen wieder auf.
Die Wirbelsäule ist die Achse,
die unseren Körper aufrecht erhält.
Schmerzen in der Wirbelsäule
können sich auf den ganzen Körper
auswirken und den Energiefluss
»trockenlegen«.
Also nichts wie ran an die Wirbelsäulengymnastik, lockern Sie jeden
einzelnen Ihrer Wirbel, lösen Sie
Energieblockaden und spüren
Sie die Wohltat nach langem Sitzen
oder Stehen.

Die Katze

Haben Sie schon einmal eine Katze beobachtet, die nach einem langen Schlaf ihren Rücken rund macht und sich streckt? Tun Sie es ihr gleich und führen Sie die »Katze« nach langem Liegen, Sitzen oder Stehen regelmäßig durch. Ihr Rücken wird es Ihnen danken!

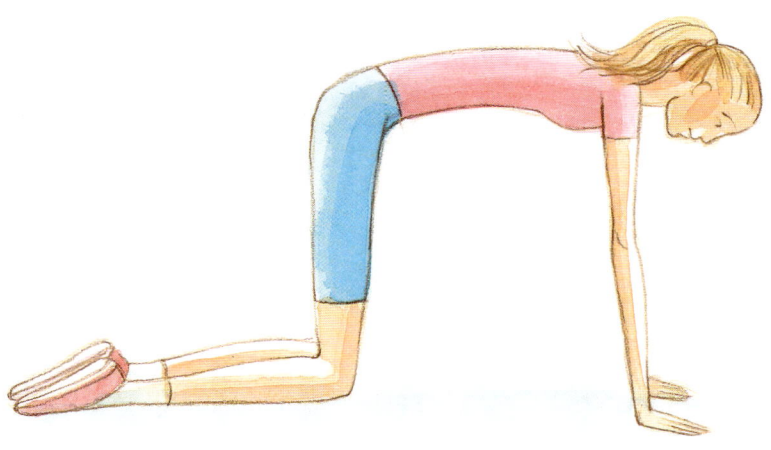

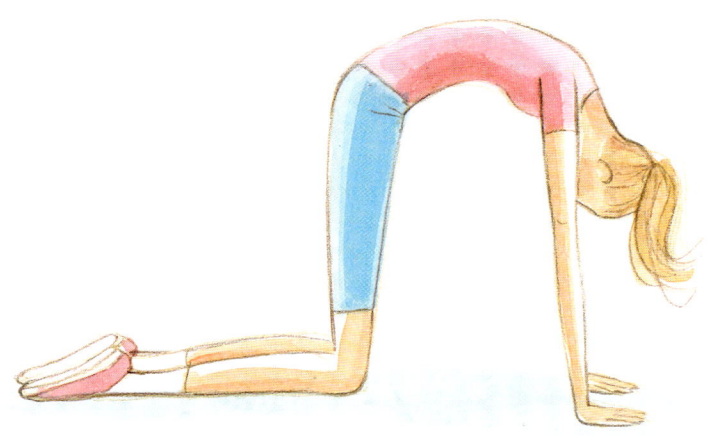

- Nehmen Sie den Vierfüßlerstand auf einer Matte ein. Die Knie sind hüftbreit geöffnet, die Unterschenkel parallel, die Hände unter den Schultern platziert, der Nacken in Verlängerung der Wirbelsäule.

- Atmen Sie in dieser Position ein und runden Sie den gesamten Rücken beim Ausatmen. Ziehen Sie dabei den Bauchnabel nach innen. Versuchen Sie besonders die Lendenwirbelsäule rund zu machen, schieben Sie die Schulterblätter nach oben und beugen Sie das Kinn zum Brustbein.

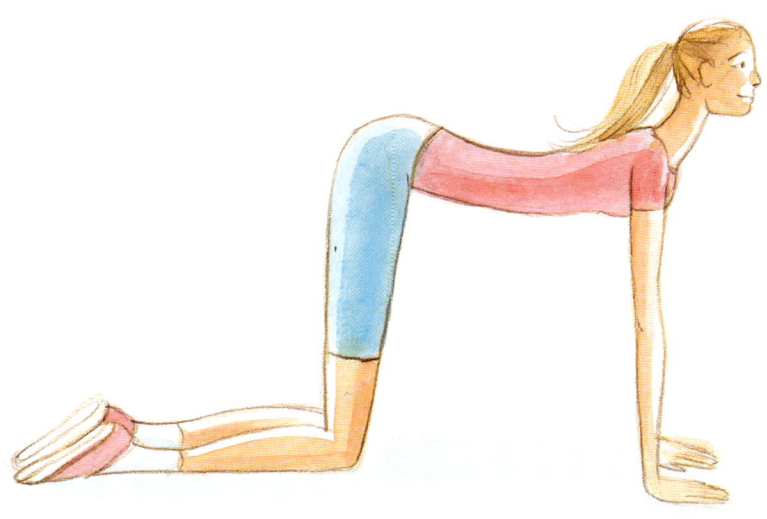

- Mit dem Einatmen bringen Sie die Wirbelsäule, über den geraden Rücken als Zwischenstation, in die entgegengesetzte Richtung.

- Das Brustbein öffnet sich zum Himmel, der Rücken wird hohl, der Blick ist nach oben gerichtet. Führen Sie diese Bewegung langsam und bewusst 5- bis 6-mal hintereinander durch.

- Beginnen Sie die Bewegung mit der Lendenwirbelsäule, dann folgt die Brustwirbelsäule. Am Ende
bewegt sich die Halswirbelsäule in die gewünschte
Position.

- Lassen Sie die Bewegung fließen und genießen Sie
jede einzelne Phase.

- Sie werden sich danach wie neugeboren fühlen,
da sich nicht nur die Wirbelsäule geschmeidig
anfühlt, sondern auch die Gedanken freier laufen
können!

Stellen Sie sich bei der Auf- und Abrol bewegung der
Wirbelsäule eine dicke Perlenschnur vor. So wie sich
jede Perle einzeln in eine weiche schlangenförmige Bewegung fügt, sollten sich Ihre Wirbel in den weichen
fließenden Bewegungen anfühlen. Spüren Sie jedem
Wirbel nach!

Rollen wie ein Ball

Die Übung »Rolling like a Ball« aus der Pilates-Trainingsmethode fordert Ihr Gleichgewichtsgefühl, Ihr Koordinationsvermögen und den vollen Einsatz der Muskeln und sie massiert den Rücken.

- Setzen Sie sich aufrecht hin, die Beine sind angezogen, die Zehen berühren den Boden nur leicht. Platzieren Sie Ihre Hände rechts und links an Ihren Fesseln und atmen Sie tief in Ihren Brustkorb ein. Lassen Sie dabei Ihren Rücken noch länger werden und streben Sie mit Ihrem Scheitel zur Decke.

- Beim anschließenden Ausatmen wird der Bauchnabel nach innen gezogen und die Lendenwirbelsäule ganz bewusst nach hinten gerundet.

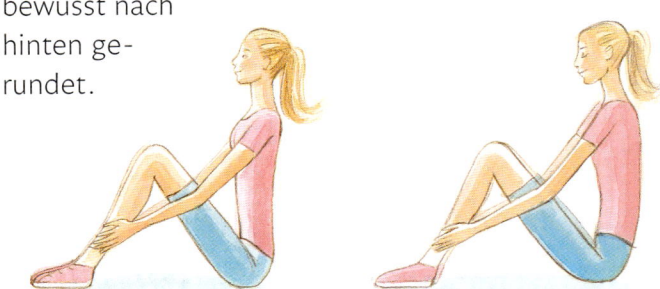

- Mit dem Ein-
atmen rollen
Sie nach hin-
ten, ohne Ihre
runde Form
aufzugeben.
Ihr Körper ist
jetzt ein Ball.

> Beim »Rolling like a Ball« ist be-
> sonders der Bewegungsfluss wich-
> tig. Versuchen Sie, jeden einzel-
> nen Wirbel beim Abrollen zu
> spüren und besonders in die Be-
> reiche der Wirbelsäule zu atmen,
> die sich schwer bewegen lassen.

- In der hinters-
ten Position haben nur die Schulterblätter Kontakt mit
dem Boden – Kopf und Nacken sind in der Luft.

- Das nächste Ausatmen bringt Sie wieder zurück in die
Sitzposition, die Bewegung beginnt von vorn.

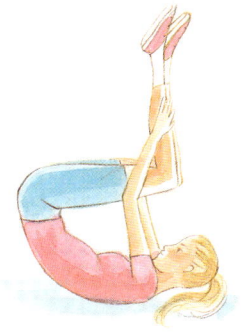
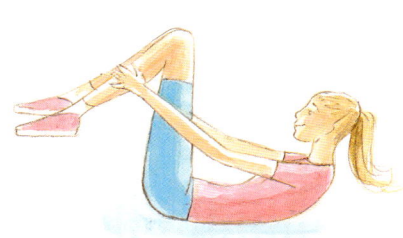

Drehen rechts und links

Fällt Ihnen das Umdrehen im Sitzen auch manchmal schwer? Dann ist Ihre Wirbelsäule eingerostet und will bewegt werden!
Die Rotation der Wirbelsäule muss regelmäßig geübt werden, um den Energiefluss im Körper zu unterstützen.

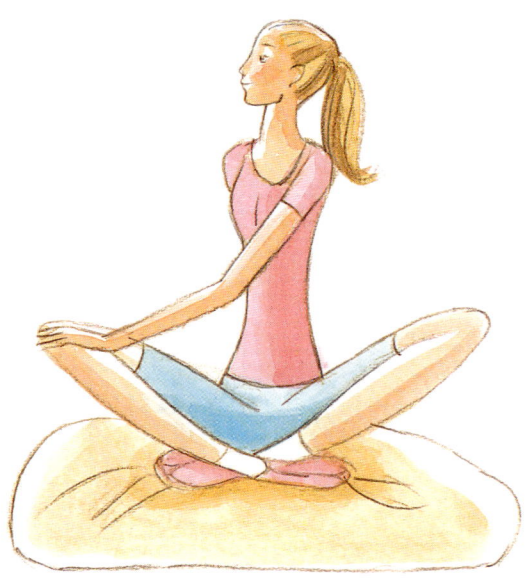

- Setzen Sie sich im Schneidersitz auf ein dickes Kissen oder eine gefaltete Decke. Drehen Sie Ihren Oberkörper und Ihren Kopf zur rechten Seite. Die linke Hand liegt am rechten Oberschenkel, die rechte Hand hinter dem Körper.

- Führen Sie in dieser Position 5 bis 6 tiefe Atemzüge aus und wechseln Sie zur anderen Seite.

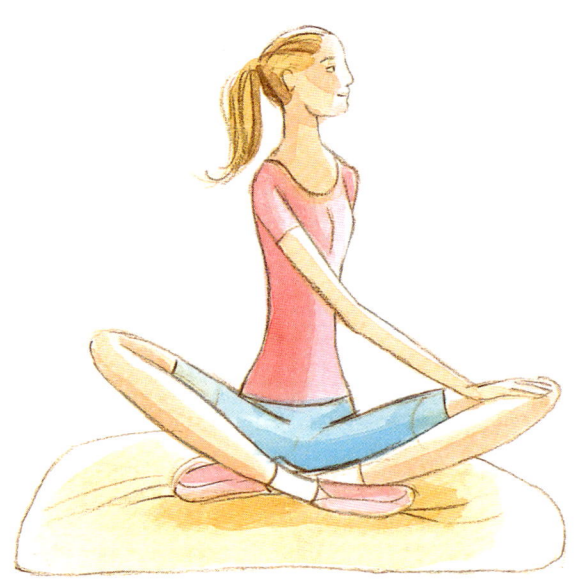

Wirbel für Wirbel

Sie werden im Verlauf der Wiederholungen spüren, dass die Bewegungen immer geschmeidiger, flüssiger werden und die anfängliche Steifheit Ihres Körpers verschwindet.

- Nehmen Sie einen aufrechten Stand ein und beginnen Sie mit einem tiefen Einatmen.

- Aktivieren Sie mit dem anschließenden Ausatmen Ihre Körpermitte und rollen Sie Ihre Wirbelsäule Millimeter für Millimeter nach unten ab.

- Beginnen Sie mit dem Kopf beziehungsweise der Halswirbelsäule, danach kommen die einzelnen Segmente der Brustwirbelsäule dran, und zuletzt wird auch die gesamte Lendenwirbelsäule nach vorn gebeugt.

Das Aktivieren der Körpermitte erreichen Sie durch das Einziehen des Bauchnabels nach hinten zur Wirbelsäule.

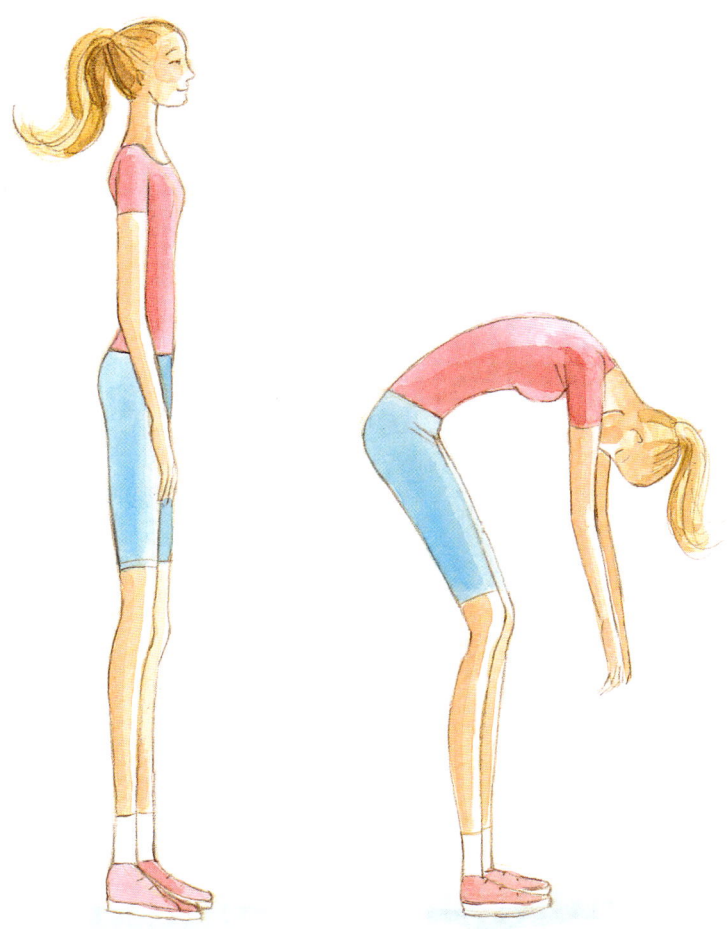

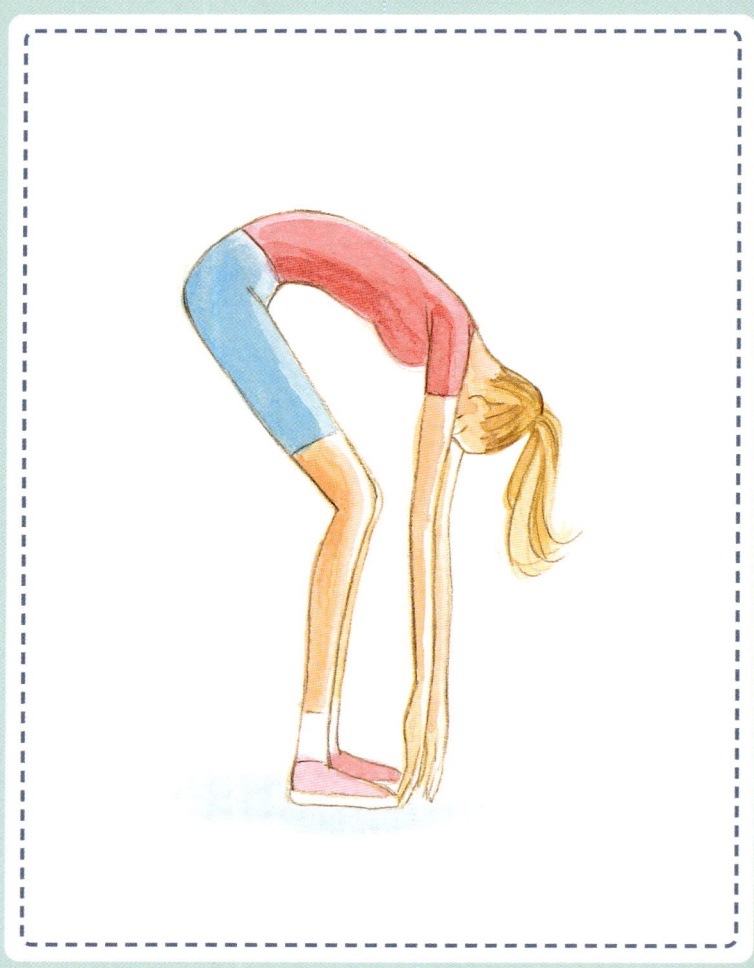

- Die Endposition haben Sie erreicht, wenn der gesamte Oberkörper locker nach vornunten hängt.

- Während der Abrollbewegung beugen sich Ihre Beine leicht mit, sodass die Druckbelastung auf die Bandscheiben im Bereich der Lendenwirbelsäule verringert wird. In der »Hängeposition« atmen Sie tief ein. Mit dem nächsten Ausatmen wird die Körpermitte aktiviert und die Wirbelsäule wieder aufgerollt – zum aufrechten Stand. Stellen Sie sich vor, Sie rollen Ihren Rücken gegen eine Wand nach oben auf. Die Bewegung ist beendet, wenn Ihr Körper aufrecht parallel zur Wand steht.

- Ihre Atmung bestimmt den Bewegungsrhythmus. Lassen Sie sich Zeit für die Ab- und Aufrollbewegung. Lassen Sie die Bewegung fließen und konzentrieren Sie sich auf jedes einzelne Wirbelsäulensegment, das bewegt wird.

Bibliographische Information der Deutschen Bibliothek

Die Deutsche Bibliothek verzeichnet diese Publikation in der
Deutschen Nationalbibliographie; detaillierte bibliographische
Daten sind im Internet über http://dnb.ddb.de abrufbar.

BLV Buchverlag GmbH & Co. KG
80797 München

© 2009 BLV Buchverlag GmbH & Co. KG, München

Umschlaggestaltung und
   Layoutkonzept Innenteil:
   Eva Schindler
Grafiken und Umschlag-
   illustrationen:
   Ulrike Haseloff

Lektorat: Annette Maas
Herstellung: Angelika Tröger
Layout und Satz:
   Uhl + Massopust GmbH, Aalen

Gedruckt auf chlorfrei
gebleichtem Papier

Printed in Germany
ISBN 978-3-8354-0416-8

Hinweis
Das vorliegende Buch
wurde sorgfältig erarbei-
tet. Dennoch erfolgen alle
Angaben ohne Gewähr.
Weder Autoren noch Ver-
lag können für eventuelle
Nachteile oder Schäden,
die aus den im Buch vor-
gestellten Informationen
resultieren, eine Haftung
übernehmen.

Für Dich
Mehr Lebensqualität

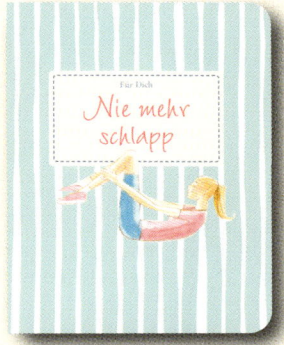

Nie mehr schlapp
ISBN 978-3-8354-0416-8

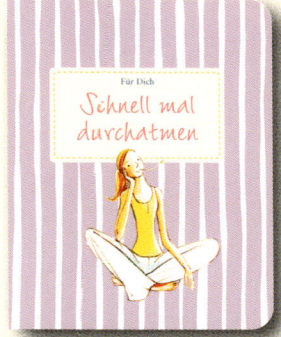

Schnell mal durchatmen
ISBN 978-3-8354-0418-2

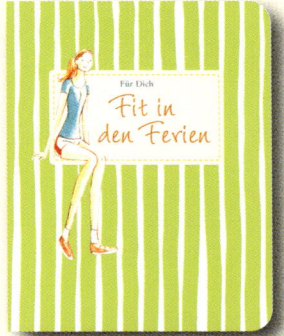

Fit in den Ferien
ISBN 978-3-8354-0415-1

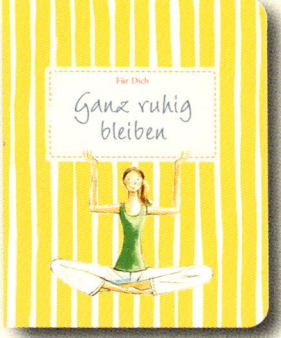

Ganz ruhig bleiben
ISBN 978-3-8354-0417-5

www.blv.de